MW00909889

El Sueño de tu Bebé

**Descubre Cómo Ayudar a tu Bebé
Dormir Placenteramente para
Lograr un Desarrollo Saludable y
Completo**

MANUEL VENEGAS

EL SUEÑO DE TU BEBÉ

© COPYRIGHT 2019 POR MANUEL VENEGAS- TODOS LOS DERECHOS RESERVADOS.

La información provista en este documento es considerada veraz y coherente, en el sentido de que cualquier responsabilidad, en términos de falta de atención o de otro tipo, por el uso o abuso de cualquier política, proceso o dirección contenida en el mismo, es responsabilidad absoluta y exclusiva del lector receptor. Bajo ninguna circunstancia se responsabilizará legalmente al editor por cualquier reparación, daño o pérdida monetaria como consecuencia de la información contenida en este documento, ya sea directa o indirectamente.

Los autores respectivos poseen todos los derechos de autor que no pertenecen al editor.

La información contenida en este documento se ofrece únicamente con fines informativos, y es universal como tal. La presentación de la información se realiza sin contrato y sin ningún tipo de garantía endosada.

El uso de marcas comerciales en este documento carece de consentimiento, y la publicación de la marca comercial no tiene ni el permiso ni el respaldo del propietario de la misma. Todas las marcas comerciales dentro de este libro se usan solo para fines de aclaración y pertenecen a sus propietarios, quienes no están relacionados con este documento.

TABLA DE CONTENIDO

INTRODUCCIÓN

Por mucho, la pregunta número uno que los nuevos padres e incluso algunos veteranos hacen es "¿cómo puedo lograr que mi bebé se duerma?" Esta cuestión incluso eclipsa temas como la forma de amamantar correctamente y otras preguntas sobre nutrición o higiene. La calidad y cantidad del sueño de un bebé no solo tendrá efectos sobre su bienestar, sino también sobre el bienestar de toda la familia. Cuando un bebé tiene graves problemas de sueño, el agotamiento y la frustración harán que incluso el padre más paciente se sienta cada vez más tenso y miserable. Cuando cada noche es una lucha, es fácil sentir que nunca volverás a tener un sueño decente.

Pero los problemas de sueño rara vez son causados por una mala crianza. Tampoco suelen ser causados por problemas físicos o mentales. Son parte del desarrollo normal del bebé o de la formación de hábitos, y en muchos casos, tienen soluciones muy simples.

Entonces, ¿cómo es posible hacer que nuestros bebés se duerman a pesar del llanto, los gritos y sus astutas tácticas de evasión? ¿Qué debemos hacer cuando nos despiertan en medio de la noche? ¿Cuánto tiempo de sueño deberían estar teniendo nuestros bebés? La gran noticia es que las batallas a la hora de dormir pueden ser ganadas definitivamente. A través de hábitos saludables y métodos comprobados, es posible lograr grandes mejoras en la calidad del sueño de nuestro hijo, lo cual tendrá un efecto en el bienestar de los padres y otros miembros de la familia.

Las estrategias y métodos incluidos en esta guía ayudarán a los padres de todas las edades a desarrollar un enfoque viable que satisfaga las necesidades de su bebé.

Se ha demostrado que cuando se aplican correctamente, son infalibles. Depende de ti encontrar lo que mejor se adapte a tu estilo de crianza y a la personalidad de tu hijo.

Es importante que siempre consultes al pediatra de tu bebé o a tu médico de cabecera si tienes alguna pregunta o preocupación sobre la salud y el comportamiento de tu bebé.

Gracias por consultar este material. ¡Espero que lo disfrutes!

CAPÍTULO 1: ¿POR QUÉ ES TAN IMPORTANTE EL SUEÑO PARA LOS BEBÉS Y NIÑOS PEQUEÑOS?

El sueño es esencial para el bienestar de todos, pero aún más para los bebés y los niños, debido a que su crecimiento y desarrollo debe ocurrir en pequeñas ventanas de tiempo. Se ha estimado que los bebés y los niños deben dormir aproximadamente un cincuenta por ciento del día para lograr un desarrollo óptimo. Cuando un bebé se ve privado de sueño, su desarrollo y aprendizaje se verán afectados y su bienestar físico también podría verse comprometido.

Probablemente te hayas despertado un día y hayas jurado que tu bebé de alguna manera se ve más grande que el día anterior, y probablemente sea cierto. Durante el sueño se segrega mucha hormona de crecimiento.

Los bebés están naturalmente programados para dormir durante muchas horas, de modo que tengan suficiente tiempo para un crecimiento adecuado. Algunos estudios han demostrado incluso que los bebés con niveles de hormona de crecimiento inferiores al promedio tienden a dormir menos profundamente que los que tienen niveles más cercanos al promedio.

También se ha demostrado que el sueño protege a los niños del daño vascular causado por las hormonas del estrés. Los bebés y niños pequeños con trastornos del sueño tienden a tener cantidades excesivas de excitación cerebral mientras duermen, lo cual puede desencadenar su respuesta de lucha o huida docenas de veces cada noche.

Ya conocemos la correlación entre la falta de sueño y los problemas de peso en los adultos, pero cada vez hay más evidencia de que también puede causar que los bebés y los niños tengan sobrepeso.

Los niños agotados tienden a tener patrones de alimentación diferentes a los de los niños que descansan mejor.

Por ejemplo, pueden empezar a tener antojos de alimentos con más grasa o más carbohidratos cuando se sienten privados de sueño o muy cansados. Los niños cansados también tienden a moverse menos y a ser más sedentarios, lo que significa que sus cuerpos quemarán menos calorías.

Durante el sueño, tanto los niños como los adultos producen proteínas importantes que nos ayudan a combatir las enfermedades, las infecciones y el estrés. Estas proteínas, llamadas citoquinas, también nos dan sueño. Esto explica en parte por qué tendemos a sentirnos cansados y somnolientos cuando tenemos la gripe. Al descansar, la capacidad de nuestro cuerpo para sanar se acelera.

Nuestro sistema inmunológico sufre cuando dormimos poco, ya que esto afecta al número de estas proteínas que tenemos disponibles para ayudarnos a combatir las enfermedades. Los adultos y los niños que duermen menos de siete horas al día son mucho más propensos a resfriarse que aquellos que duermen ocho o más horas todos los días.

Los bebés y niños tienden a ser más torpes cuando se les priva de sueño, lo que los hace más propensos a accidentes y lesiones. Se han realizado estudios que analizan a los niños que tienden a dormir menos de 9 horas por noche y encontraron que alrededor del noventa por ciento de los que se habían lesionado dos o más veces en un solo año dormían menos de nueve horas por día.

Si tu hijo duerme constantemente menos de lo que su cuerpo requiere antes de los 3 años de edad, es tres veces más probable que desarrolle trastornos como el TDAH y la impulsividad.

Sin embargo, en algunos casos, muchos niños son mal diagnosticados y tratados por TDAH cuando en realidad solo están privados de sueño. Un niño privado de sueño puede actuar de forma muy similar a un niño con TDAH. Otro gran beneficio del sueño es que estimula el aprendizaje. Los bebés pueden parecer tranquilos y relajados mientras duermen, pero sus cerebros están ocupados toda la noche.

Los recién nacidos y los niños pequeños aprenden muchas cosas mientras duermen. Dormir les ayuda a recordar el significado de las palabras de una manera que un cerebro bien despierto olvidaría fácilmente. Si has notado cómo los bebés se mueven cuando duermen, así es como su sistema nervioso está reaccionando al vínculo entre el cerebro y los músculos.

Como padres, es nuestra responsabilidad asegurarnos de que nuestros hijos duerman lo suficiente para que su desarrollo no se vea afectado.

Cómo cambia el sueño a lo largo de las etapas de vida de tu bebé

Etapa de recién nacido (0-3 meses)

Dormir en esta etapa temprana depende únicamente de los instintos de tu bebé, así como de su necesidad de ser alimentado y nutrido. Cuando los bebés salen del útero, sus días y noches son básicamente al revés. Tenderán a dormir durante más tiempo durante la noche, mientras que estarán más alerta durante las horas nocturnas.

Un bebé que tiende a despertarse a menudo durante la noche para ser alimentado o calmado rápidamente tendrá a un padre agotado. Esta es probablemente la etapa más difícil en lo que respecta al sueño, ya que nuestro cuerpo no funciona de manera óptima durante la noche. Por este motivo, el trabajo en el turno de noche suele ser difícil, ya que levantarse por la noche es más difícil desde el punto de vista fisiológico.

En esta etapa, se recomienda tomar siestas durante los largos períodos de sueño de tu bebé. Recuerda que esto es solo temporal.

A medida que el sistema nervioso y central de tu hijo se desarrolle, sus ciclos de sueño empezarán a parecerse más a los tuyos y la mayor parte del sueño se producirá por la noche. Algunos bebés incluso se adaptan en el transcurso de un mes.

Durante esas primeras semanas, notarás que tu bebé estará más dormido que despierto; sin embargo, la parte desafiante es que rara vez **permanecen** dormidos por más de 2-4 horas a la vez. Es normal que los recién nacidos duerman entre catorce y dieciocho horas todos los días en su primera semana de vida y que luego vuelvan a dormir entre doce y dieciséis horas cuando llegan a su primer mes.

En esta etapa, los bebés dormirán mayormente en la fase de movimiento ocular rápido, en la que el sueño tiende a ser más ligero. El sueño REM es muy importante para los recién nacidos porque ayuda a desarrollar rápidamente su cerebro. Además, es el momento en que el niño comienza a aprender a reconocer las caras y empieza a establecer vínculos con sus padres, lo que hace que sus primeras interacciones sociales tengan lugar. Si el sueño se interrumpe constantemente en esta etapa, puede tener un efecto en la velocidad de desarrollo del cerebro.

Los recién nacidos tienden a dormir mejor cuando hay algún sonido repetitivo en su habitación, como un ventilador. Esto se debe a que han pasado nueve meses en el útero, un lugar que no es conocido por ser libre de ruido y tranquilo. Debido a esto, podrás salir con tu bebé sin que tengas que preocuparte mucho por afectar su sueño.

A menudo, los padres temen que la fuerte capacidad de su hijo para dormir en ambientes con mucho ruido signifique que su bebé no escuche bien. A la mayoría de los recién nacidos se les examina para detectar problemas de audición poco después de nacer, pero si te preocupa, siempre puedes consultar con el pediatra.

Disfruta de esta etapa mientras dure. A medida que el cuerpo de tu bebé se desarrolla y madura, empezará a ser más consciente de su entorno y rápidamente superará su capacidad de dormir en cualquier momento y lugar. Aunque no es necesario andar de puntillas por la casa cada vez que tu bebé duerma, tendrás que prestar más atención a los ruidos y a las distracciones.

Los bebés no son entes en blanco, y vienen con sus propias personalidades y temperamentos de sueño. Al igual que en los adultos, encontrarás bebés que tienen un sueño ligero y otro pesado. Como padre o madre, notarás las preferencias de sueño de tu bebé desde muy temprano.

Algunos bebés tienen personalidades determinadas y tratarán de luchar contra el sueño el mayor tiempo posible, mientras que otros se dormirán con tanta facilidad que apenas tendrás que hacer gran cosa para arrullarlos.

De 3 a 6 meses

En general, la mayoría de los bebés de tres a seis meses duermen un total de quince horas repartidas entre las siestas diurnas y la hora de acostarse.

En este punto, el cuerpo del bebé habrá madurado y desarrollará un patrón de sueño más regular y probablemente habrá dejado de comer varias veces durante la noche.

Es posible que algunos bebés hayan desarrollado patrones de sueño que se adapten bien a la vida familiar, pero si no es así, o si deseas ayudar a tu bebé a dormir durante períodos más largos o a mantener un horario más regular, puede ser un buen momento para introducir algún tipo de entrenamiento para el sueño. Si tu bebé no parece reaccionar bien al entrenamiento del sueño en ese momento, ve más despacio e inténtalo de nuevo en unos días o semanas.

En esta etapa, la mayoría de los bebés comienzan a dormir durante varias horas continuas en la noche. Una vez que esto sucede, los padres comenzarán a dormir más y no se sentirán tan exhaustos por la mañana. Cuando un bebé siente una fuerte conexión con sus padres, por lo general presenta menos problemas de sueño.

Si tu hijo aún no duerme durante la noche, definitivamente no estás solo. En esta etapa, algunos bebés se despiertan más de una vez durante la noche pidiendo ser alimentados.

Pero si eres un padre afortunado y tu bebé duerme durante largos períodos, disfrútalo, porque en algunos casos, los bebés que han dormido toda la noche durante semanas o meses pueden empezar a despertarse repentinamente, así que no te sorprendas si esto ocurre nuevamente y vuelves a levantarte cada 2-3 horas. Esto se conoce como "regresión del sueño" y es algo que ocurre con frecuencia durante los períodos de crecimiento rápido. La buena noticia es que las regresiones del sueño suelen ser solo temporales. Puede ser que la conciencia social de tu bebé simplemente esté aumentando y que se esté despertando para buscar compañía, o puede que esté usando algún tiempo durante la noche para dominar nuevas habilidades motoras.

6 a 9 meses

Muchos niños de 6 a 9 meses duermen alrededor de catorce o quince horas todos los días. El sueño diurno generalmente consiste en dos o tres siestas.

Por lo general, los bebés son capaces de dormir toda la noche cuando llegan al sexto mes, aunque la mayoría de los bebés rara vez lo hacen. Si notas que tu bebé está durmiendo durante 8 o más horas en la noche, significa que ha aprendido a calmarse y a volver a dormirse.

En esta etapa, los bebés no necesariamente se despiertan para ser alimentados. Como adultos, a veces tendemos a despertarnos unas cuantas veces cada noche durante breves períodos de tiempo, y esto puede suceder tan rápidamente que ni siquiera lo recordamos al día siguiente. Los bebés que no han dominado esta habilidad típicamente llorarán por tu ayuda.

Existen ciertas alteraciones del sueño que están conectadas con importantes habilidades de desarrollo cognitivo y motoras en esta etapa. También existe la ansiedad por separación (que es una etapa normal del desarrollo emocional de un niño cuando empieza a entender que las personas y los objetos existen incluso cuando no pueden ser percibidos).

Despertarse y notar que no estás allí puede causar cierta angustia, pero normalmente el bebé se relajará una vez que te vea entrar en la habitación o escuche tu voz.

Tu bebé podría estar muy emocionado de practicar algunas de sus nuevas habilidades como sentarse, gatear, pasear en coche o incluso caminar. No es sorprendente que quiera practicarlas a la hora de acostarse.

De 9 a 12 meses

La cantidad total de sueño que los bebés necesitan en esta etapa no dista mucho de la anterior: debería ser de unas 14 horas al día.

Se ha observado que a esta edad los bebés pueden variar mucho en sus patrones de sueño.

Pueden estar alcanzando nuevos hitos de desarrollo o en algunos casos sus cuerpos se están adaptando a la introducción de alimentos sólidos.

Al igual que en las etapas anteriores, los bebés pueden convertirse en búhos nocturnos debido a los hitos en el desarrollo cognitivo y motor; habilidades como gatear y caminar son muy emocionantes y estimulantes para tu bebé.

1-2 años (niños pequeños)

En este punto, algunos bebés tienden a necesitar menos sueño, mientras que otros continuarán durmiendo durante aproximadamente 14 horas. En este punto se considera normal cualquier duración entre 11 a 14 horas. Las siestas probablemente disminuirán a solo una vez al día.

Los niños pequeños están aprendiendo sobre su propia independencia y, como resultado, su desarrollo motor y cognitivo tiende a acelerarse. Esto a veces puede afectar sus patrones de sueño a medida que se entusiasman demasiado con todas las nuevas situaciones con las que están lidiando, y pueden negarse a dormir o ponerse más gruñones cuando sea momento de hacerlo. Es importante vigilar los niveles de frustración de tu hijo y comprobar que no pierde calidad de sueño, ya que puede afectar negativamente a su desarrollo. Mantener una rutina regular a la hora de acostarse en este momento ayuda a minimizar el estrés y a calmarlo.

3-5 años

Los niños en edad preescolar tienden a dormir entre 11 y 13 horas por la noche, y casi no duermen la siesta durante el día. En esta etapa, los niños empiezan a desarrollar mucho su imaginación y esto puede tener un efecto en su sueño, ya que pueden ser fácilmente interrumpidos por sueños o pesadillas en la noche.

En algunos casos, esto puede causar que el niño se sienta ansioso por la noche y su calidad de sueño puede verse afectada.

La asociación del sueño con el estrés puede ser muy perjudicial para la salud del niño, ya que puede llevar a una falta de sueño prolongada y a un sistema inmunológico más débil. Si notas que tu hijo empieza a sentirse ansioso por la noche, asegúrate de mantener su entorno de sueño relajado y libre de estrés. Mejorar la rutina de sueño actual que has estado utilizando con él también puede ayudar a prevenir futuros problemas y asegurar que su desarrollo conductual y su salud no se vean afectados.

Capítulo 2: Los mitos más comunes sobre el sueño del bebé

El viaje a través de la crianza es emocionante y está lleno de sorpresas inesperadas. Sin embargo, existen muchos mitos sobre los hábitos nocturnos de un bebé que son erróneos y generan una gran confusión, especialmente para los padres primerizos.

Echemos un vistazo a algunos de los mitos más comunes en torno al sueño del bebé, y vamos a refutarlos:

Es importante estar muy callado cuando tu bebé está durmiendo.

Si bien es cierto que los bebés duermen más ligero durante las siestas del día que durante la noche, no es necesario caminar siempre de puntillas mientras tu pequeño duerme. Cuando tu bebé estaba dentro del útero experimentaba todo tipo de ruidos; no solo del cuerpo de la madre, sino también de fuentes externas. Sorprendentemente, incluso puede que encuentre tranquilizadores muchos sonidos "ruidosos". Los bebés no suelen tener muchos problemas para dormir con cantidades decentes de ruido, especialmente durante las noches, cuando tienden a dormir profundamente.

De hecho, algunos padres descubren que el ruido blanco o la música suave ayudan a su bebé a dormir. Sin embargo, toma en cuenta que los bebés pueden llegar a ser demasiado dependientes de las máquinas de sonido y pueden tener dificultades para dormirse sin ellas más adelante. En general, es una buena idea que el bebé se acostumbre a los ruidos típicos de la casa.

Cuanto más se exponga a ellos, mejor dormirá en la mayoría de los casos.

Añadir un poco de cereal a la leche ayuda al bebé a permanecer dormido.

A algunos padres se les ha recomendado que añadan un poco de cereal al biberón de su bebé para que este permanezca dormido por períodos más largos, porque supuestamente hará que sienta menos hambre durante la noche. Las instituciones pediátricas han realizado algunas investigaciones sobre el tema y han demostrado que llenar la barriga de tu bebé con alimentos sólidos antes de la hora de acostarse no hará mucho para evitar la alimentación nocturna. También es importante tener en cuenta que la mayoría de los pediatras desaconsejan la introducción de alimentos sólidos antes de los primeros 6 meses. Los bebés desde el nacimiento hasta los 6 meses de edad deben obtener todas sus necesidades nutricionales de la leche materna o de la leche de fórmula.

Otra desventaja de esta práctica es que podría hacer que el bebé gane un peso excesivo, ya que estará recibiendo más calorías de las necesarias.

Si tu bebé se duerme más tarde de lo normal, se despertará más tarde de lo normal.

Desafortunadamente, es difícil cambiar con éxito el reloj interno de un bebé. Muchos bebés son naturalmente madrugadores, y no es fácil cambiar estos patrones. Arrullar a un bebé más tarde no hará que se ajuste a tus propios patrones de sueño. Lo que suele suceder es lo contrario, ya que él perderá tiempo de sueño. Asegúrate de comprobar si hay signos de cansancio, como el excesivo roce de los ojos y los bostezos. Si este es el caso, empieza a arrullarlo más temprano de lo normal para que el bebé pueda dormir lo suficiente.

Durante el día, los bebés deben tomar sus siestas en una habitación iluminada para que sepan que no es de noche.

En realidad, el día y la noche no significan mucho para tu bebé, y dormir en un cuarto claro u oscuro no hará mucha diferencia.

A los bebés les resulta mucho más fácil dormir durante períodos de tiempo más largos, porque encuentran la oscuridad extremadamente reconfortante. Una vez que tu bebé tenga más de 2 meses de edad, la oscuridad promoverá la liberación de melatonina, una hormona importante para tener un sueño adecuado.

Un bebé no necesitará dormir mucho durante el día si durmió mucho tiempo en la noche.

Para un bebé, el sueño diurno y nocturno están conectados. Típicamente, un bebé que duerme bien durante el día dormirá muy bien por la noche y viceversa.

A menos que se hayan excedido las horas de siesta, el bebé no debería dormir menos si ha dormido bien durante el día y la noche.

Algunos padres con bebés que duermen mal la siesta pero que duermen muy bien durante la noche creen que al reducir el tiempo de sueño durante la noche, su hijo podrá dormir más durante el día, pero no es así. Por el contrario, si el bebé comienza a tener un sueño nocturno deficiente, su sueño diurno también se verá afectado negativamente.

Los bebés menores de 6 meses no son capaces de dormir durante la noche.

Aunque podemos tener una idea aproximada de lo que se puede esperar utilizando la edad del bebé como punto de referencia, los patrones de sueño de un bebé dependen de varios factores tales como el peso, la cantidad de comida que recibe, la temperatura ambiente, si sabe cómo acomodarse para dormir, entre otros.

Hay muchas variables que pueden hacer posible que un bebé menor de 6 meses duerma toda la noche.

Los ronquidos nunca son motivo de preocupación.

Puede que los ronquidos de tu pequeño te parezcan lindos, y alrededor del quince al veinticinco por ciento de los bebés roncan, pero es importante prestar atención si hay señales continuas de respiración ruidosa, ya que podrían indicar condiciones médicas peligrosas. Algunos trastornos del sueño, como la apnea obstructiva del sueño, pueden ser disfrazados por los ronquidos. Si observas que tu bebé suele hacer una breve pausa al respirar, lo que le hace emitir sonidos extraños, habla con un médico. La interrupción de la respiración puede hacer que tu bebé pierda mucho sueño, lo que puede conducir a varios problemas de desarrollo más adelante. Los estudios han demostrado que los bebés con trastornos del sueño no tratados que les hacen perder un tiempo precioso de sueño tienen más probabilidades de desarrollar más tarde ciertos comportamientos como la hiperactividad, la agresión o el TDAH.

La respiración ocasionalmente ruidosa o inusual es perfectamente normal, pero cuando sucede todo el tiempo o parece extrañamente ruidosa, podría ser una buena idea que grabes en vídeo a tu bebé y hables con su pediatra.

Los bebés que se despiertan por la noche lo hacen porque tienen hambre.

Por supuesto, una de las principales razones por las que el bebé se despierta por la noche es por el hambre, pero no todos los bebés hacen esto, y no todo el tiempo. Hay varios factores que hacen que los bebés no duerman durante la noche: la temperatura de la habitación puede no ser la adecuada, pueden estar enfermos, sentirse incómodos, etcétera. Si notas que tu bebé se despierta con frecuencia durante la noche y siempre está pidiendo que lo alimenten, es posible que esté tomando la mayor parte de sus alimentos durante la noche, y por lo general los padres quieren lo contrario. Si este es el caso, intenta alimentar gradualmente a tu bebé durante el día para que su vientre se acostumbre a más tomas durante el día.

Si tu bebé se despierta con frecuencia pero no pide que le den de comer, debes buscar otros factores que puedan estar contribuyendo a su comportamiento.

Algunos bebés prefieren no ser envueltos en una cobija.

Envolver a los bebés en pañales o cobijas es una táctica probada que les ayuda a dormir durante largos períodos de tiempo. Sin embargo, algunos padres notan que sus bebés parecen estar molestos o tener dificultades para dormir mientras los envuelven y asumen que su bebé no lo disfruta. Por lo general, esto sucede porque el bebé ya está demasiado cansado (o poco cansado en algunos casos), o la envoltura no está lo suficientemente apretada o es demasiado caliente para sus cuerpos.

Los bebés solo duermen cuando se sienten cansados

Si bien es cierto que algunos bebés se duermen cuando están cansados, la mayoría de los bebés simplemente se mantienen despiertos hasta que se sienten cansados, lo que hace muy difícil que se mantengan tranquilos o que tengan un sueño decente. Es importante asegurarnos de que nuestros bebés consigan el equilibrio adecuado entre la hora de levantarse y la hora de la siesta.

Las señales de cansancio de un bebé siempre te guiarán.

Aunque las señales de cansancio pueden ser muy útiles para saber cuándo nuestros bebés están listos para cerrar los ojos, por desgracia, no todos las muestran de manera confiable. Algunos bebés mayores de seis semanas tienden a tener un descenso normal en sus niveles de energía después de estar despiertos durante una o dos horas, y pueden empezar a mostrar señales de cansancio.

Este es el momento en el que empiezan a sentirse cansados, pero no hasta el punto en el que son capaces de quedarse dormidos o de dormir durante el tiempo suficiente. Muchos padres confunden estas señales y piensan que sus bebés están listos para irse a la cama, y luego se preguntan por qué les cuesta tanto mantener a su bebé dormido durante más de 20 minutos. Un método más confiable es usar el reloj para que te guíe en el momento en que debe dormir la siesta.

La dentición hace que los bebés duerman mal.

Si a tu bebé le están saliendo los dientes, probablemente verás que babea mucho y que muerde objetos con frecuencia. Debido a esto, los padres creen que los bebés están en un estado de incomodidad continua, pero esto no debería causar ninguna interrupción importante en su sueño durante más de unos pocos días. Cuando un bebé está acostado, su presión sanguínea se reduce, y como resultado el dolor en sus encías es menos intenso que cuando está despierto durante el día.

Si notas que tu bebé se despierta con frecuencia pero no puedes ver ningún diente que sobresalga, podría ser una señal de que podría estar teniendo otros problemas no relacionados con la dentición, y el primer curso de acción debe ser que un médico le examine los oídos y la garganta en busca de infecciones.

Es mala idea dejar que tu bebé llore.

Los padres tienden a ser muy sensibles a los llantos de su bebé. En algunos métodos de entrenamiento del sueño, los padres dejan que su bebé llore solo, y eso puede sentirse como una tortura. Sin embargo, si estás tratando de cambiar los hábitos de sueño de tu bebé, date cuenta de que probablemente no le gustará a la primera y que su respuesta natural será enfadarse y llorar. A veces, es imposible enseñar a un bebé a dormir toda la noche sin que llore en algún momento.

Hay varios métodos de entrenamiento del sueño disponibles y debes elegir el que resulte más cómodo para ti y para tu estilo de vida. Se ha comprobado que la mayoría de los métodos de entrenamiento del sueño son seguros a largo plazo. Está bien arrullar y cargar a tu bebé durante los primeros tres meses, pero con el tiempo es necesario enseñarle habilidades importantes, como la de tranquilizarse a sí mismo y dormirse sin ayuda externa.

CAPÍTULO 3: CÓMO INTRODUCIR UNA RUTINA A LA HORA DE DORMIR

Durante los primeros meses, es probable que el sueño de tu bebé sea impredecible. Pero una vez que el sistema nervioso madure lo suficiente (por lo general cuando el bebé tenga de 4 a 7 meses), algunos bebés habrán aprendido a tranquilizarse a sí mismos, lo que les ayudará a dormir durante períodos de tiempo más largos y más consistentes.

Aunque nunca es demasiado pronto para introducir una rutina a la hora de dormir, es probablemente en este punto donde apreciarás los beneficios de tener una. Tener una buena rutina para la hora de acostarse puede hacer que la transición de estar despierto a estar dormido sea una experiencia fácil y tranquilizadora para tu bebé.

Una rutina ayuda a que tu bebé se sienta más seguro y cómodo cuando llegue la hora de acostarse, pues aprende qué esperar al final del día y a menudo lo esperará con ansias. De hecho, crear asociaciones positivas en torno al sueño y la hora de acostarse a una edad temprana hará la vida más fácil para ti y tu hijo durante muchos meses e incluso años. Una rutina siempre puede modificarse para adaptarse a ti y a tu bebé conforme crezca y se desarrolle.

Sigue estos pasos para crear una buena rutina de sueño para tu bebé:

-**Elige el momento adecuado**. Asegúrate de elegir una hora de dormir que se adapte al estilo de vida de tu bebé. Presta atención a los signos naturales de somnolencia de tu hijo y actúa conforme a ellos. Aunque no hay una hora exacta que funcione mejor para todos los bebés y padres, en algún momento entre las 6:30 y las 7:30 p.m. tiende a ser un buen punto de partida para la mayoría. El reloj interno de tu bebé se ajustará muy rápidamente si la rutina sigue un patrón muy consistente.

No elijas un horario que no puedas cumplir después de unos días o semanas.

-Selecciona los ingredientes adecuados para la rutina. Es importante mantener la rutina corta, predecible, consistente y relajante. Podrías empezar construyendo una rutina muy básica que consista simplemente en cantarle a tu bebé mientras lo bañas. Con el tiempo, podrías introducir otras cosas, como leer cuentos, mecerlo o ponerle música suave. Jugar con tu bebé también es una buena opción, siempre y cuando no lo estimules demasiado. A algunos padres les gusta hablar con sus bebés mientras los preparan para dormir. No es necesario esperar hasta que tu bebé tenga la edad suficiente para entender cada palabra que le dices. Siempre presta atención a la forma en que tu bebé reacciona a cada adición a la rutina.

-Mantén la habitación a oscuras. No es necesario dejar las luces encendidas. Los bebés tienden a dormir mejor en cuartos oscuros.

En este momento, la mente de un bebé no se ha desarrollado lo suficiente como para tenerle miedo a la oscuridad. La oscuridad en realidad ayuda a que su cuerpo entre en el modo de sueño, al fomentar la liberación de melatonina. Durante el día, es importante mantener a tu bebé expuesto a la luz del sol de forma segura para apoyar el desarrollo de su reloj interno.

-**Acuesta a tu bebé cuando se esté durmiendo**. Un error común que muchos padres cometen es acostar a su bebé cuando los párpados están completamente cerrados. Si el bebé se despierta, probablemente llorará para alertar de que las cosas se ven diferentes y equivocadas. Es mucho mejor acostar a tu bebé cuando está en una etapa de sueño; sus pequeños globos oculares deberían ser visibles todavía. De esta manera, si notas que las cosas no han cambiado cuando se despierta por la noche, es más probable que se vuelva a dormir sin llorar.

-**Sé flexible y consistente.** La clave para cualquier rutina exitosa a la hora de acostarse es ser consistente y elegir los ingredientes adecuados que funcionen con tu bebé.

También es importante que la rutina no se escriba en piedra: una rutina muy firme e inflexible no durará mucho tiempo, porque las necesidades de tu bebé cambiarán constantemente a medida que crezca. A veces, las rutinas para acostarse que funcionaron muy bien la semana anterior no tendrán mucho efecto la semana siguiente. Por ejemplo, a medida que tu bebé crece, algunos juegos previos a la hora de acostarse podrían comenzar a estimularlo demasiado a medida que se vuelve más consciente de su entorno.

CAPÍTULO 4: CÓMO CREAR UN ENTORNO SEGURO A LA HORA DE DORMIR

Asegurarse de que el entorno del bebé es ideal a la hora de dormir debe ser una prioridad para todos los padres. Durante los primeros seis meses, el mejor lugar para que tu bebé duerma es en una cuna o una cesta de Moisés, y de preferencia en la misma habitación que tú.

Cuando compres una cuna, hay algunas cosas que debes tener en cuenta para asegurarte de que sea lo suficientemente segura y apropiada para tu hijo.

-Debe ser lo suficientemente profunda para que tu bebé no pueda salir cuando desarrolle sus habilidades motoras más adelante.

Esto depende en gran medida de las dimensiones de tu bebé, pero con un bebé de tamaño promedio debes buscar por lo menos veinte pulgadas entre la parte superior del colchón y la parte superior de los lados de la cuna.

-Las barras deben ser lo suficientemente anchas para que la cabeza o las extremidades de tu bebé no se queden atascadas entre ellas.

-No debe haber objetos donde la ropa del bebé pueda quedar atrapada.

Cuando compres un colchón, procura que se ajuste correctamente a las dimensiones de la cuna. Si utilizas un colchón de segunda mano, es importante que lo laves y seques a profundidad y que te asegures de que no haya rasgaduras o grietas.

La seguridad de tu bebé en la cuna

La mejor posición para que tu bebé duerma en su cuna es boca arriba, con los pies al pie de la cuna. Se ha demostrado que esto previene el riesgo de SMSL.

No hay necesidad de usar una almohada en la cuna. Es mejor usar una superficie que sea firme y plana. Los bebés tienden a moverse mucho y las almohadas pueden causar asfixia.

Siempre que tu bebé se quede en su cuna, procura que todos los mecanismos estén asegurados.

Si necesitas alimentar a tu hijo por la noche, levántalo de la cuna y ponlo en tu regazo. Los bebés pueden ahogarse fácilmente con la leche. Es importante que nunca los deje solos con una botella de leche.

Si tu hijo tiene más de seis meses y no duerme en la misma habitación que tú, un monitor para bebés puede ser una forma fácil de controlarlo.

Si notas que tu bebé está en la etapa en que ha empezado a sentarse y levantarse, es importante hacer ajustes en la cuna para que no se salga de ella. Ajustar el colchón a una posición más baja suele ser la solución. En algunos casos raros con bebés muy altos, puede ser necesario usar una cuna diferente. En este punto también es importante echar un vistazo a la habitación en la que duerme tu bebé, para ver si hay cosas peligrosas que pueda alcanzar (como juguetes móviles o juguetes colgantes).

La temperatura ideal para la habitación del bebé

Lo ideal es que la habitación del bebé se mantenga entre los 68 y los 72°F (20-22.2°C).

Por supuesto, en muchos casos, la temperatura ambiente no estará ni cerca de ese rango, así que podrías intentar lo siguiente:

-Procura tener siempre a mano un termómetro o un monitor que te permita conocer la temperatura de la habitación. Es importante saber si la habitación se está calentando o enfriando demasiado.

-Los ventiladores pueden ser una excelente manera de enfriar la habitación de tu hijo, pero asegúrate de colocarlos lejos del alcance de tu bebé.

-En climas cálidos, puedes intentar cerrar las cortinas y abrir las ventanas durante el día. Si tu bebé tiene problemas para dormir, puedes darle un baño fresco antes de acostarlo.

-Asegúrate de que la cuna de tu bebé esté lejos de fuentes de calor como la luz solar directa o los radiadores.

-Si parece que tu bebé se está calentando, revisa su barriguita. Si notas que está sudando o que siente más calor de lo normal, quítale una capa de ropa o una manta y revísala de nuevo después de unos minutos. Ten en cuenta que las manos y los pies del bebé tenderán a sentirse frescos.

-En clima frío, usa mantas livianas o una bolsa de dormir del tamaño adecuado para tu bebé. Evita a toda costa usar una manta eléctrica con tu bebé.

Algunos consejos de seguridad adicionales

-Asegúrate de permanecer con tu bebé siempre que esté sobre una superficie elevada (como una cama o un cambiador).

Cambiar a tu bebé en el suelo usando un cambiador es mucho mejor idea.

-Medicina y artículos de higiene deben mantenerse fuera del alcance de tu bebé. Mantén las tapas de los biberones que no estén en uso firmemente cerradas.

-Asegúrate de que nada pueda caer sobre tu bebé. Asegura los armarios o estanterías que estén cerca. Recuerda siempre cerrar los cajones.

-Cuando tu bebé empiece a pararse o a caminar, comprueba que su ropa no esté demasiado resbaladiza.

Consejos para que el bebé duerma en tu compañía

Durante los primeros seis meses, es mejor que tu bebé duerma en su cuna, en la misma habitación que tú. Por razones de seguridad, esta es la mejor opción. Dormir en la misma cama que un bebé se ha relacionado con un mayor riesgo de SMSL. A veces, se ha sabido que ocurren accidentes fatales. Sin embargo, puede haber muchas razones por las que los padres podrían dormir con su bebé. Por ejemplo, facilita la lactancia materna y la reubicación durante la noche.

Los padres y los bebés tienden a dormir más. También ayuda a establecer hábitos de lactancia. Debido a esto, a algunos padres les gusta que el bebé duerma en su misma cama de vez en cuando.

A continuación, se presentan algunas medidas que debes tomar para que la cama sea segura para ambos:

-Nunca se debe dejar al bebé solo en la cama.

-Verifica que no haya espacios en los que tu bebé pueda resbalarse y quedar atrapado.

-Comprueba que la cabeza del bebé esté descubierta mientras duerme.

-Es mejor usar una cama firme.

-Asegúrate de que la ropa de cama y las almohadas estén lejos de la cabeza del bebé. Podrían causar que se caliente demasiado y se sienta incómodo. Las sábanas livianas funcionan mejor.

-Acuéstate de costado y acurrúcate alrededor de tu bebé en forma de C para mayor seguridad. Además, es mejor si pones tus rodillas debajo de sus pies.

Nunca duermas con tu bebé si:

-Todo el mundo en la habitación tiende a fumar.

-Si tu pareja o tú han estado bebiendo alcohol o tomando medicamentos que causan somnolencia.

-Si tu bebé tuvo un bajo peso al nacer.

CAPÍTULO 5: CÓMO ELEGIR EL MÉTODO DE ENTRENAMIENTO DE SUEÑO APROPIADO PARA TU BEBÉ

La gran mayoría de las veces, son los padres cansados o privados de sueño los que buscan métodos de entrenamiento del sueño para su bebé. ¡Pero puede que se sientan aún más abrumados al descubrir que existen docenas de formas de ayudar a su bebé a dormirse!

No hay un solo método de entrenamiento del sueño que funcione igual de bien para todos los bebés y padres. Los investigadores han estudiado las estrategias más comúnmente usadas y han encontrado que funcionan más o menos igual, siempre y cuando los padres sean consistentes con ellas. Por supuesto, puedes tener más éxito con una determinada técnica si se adapta tanto a tu estilo de crianza como a la personalidad de tu bebé.

Antes de elegir un método de entrenamiento del sueño, es una buena idea comprobar qué tipo de personalidad tiene tu bebé. Fíjate en cómo responde a situaciones nuevas o inesperadas. ¿No le importan en absoluto, o necesita que lo consueles durante mucho tiempo? ¿Es flexible o prefiere hacer las cosas a su manera? Procurar que el método de sueño que elijas sea compatible con la personalidad de tu hijo hará la vida más fácil para todos, y los resultados serán más rápidos.

Cualquiera que sea el método que elijas, es importante estar comprometido y ser consistente, ya que es la clave más importante para entrenar a tu bebé a dormir con éxito. Si sabes que eventualmente cederás y te apresurarás a consolar a tu hijo después de escucharlo llorar unas cuantas veces, entonces los métodos de llanto no son para ti. Evalúa tus fortalezas y limitaciones antes de empezar.

Echemos un vistazo a tres de los métodos de entrenamiento del sueño más eficaces y populares:

Métodos de "llanto".

Estos son uno de los métodos de entrenamiento del sueño más populares. Muchos padres creen que hay un solo método de llanto y que consiste en dejar al niño solo para que llore hasta que se duerma. Pero en realidad hay varias formas: la parte del "llanto" se refiere simplemente al enfoque que dice que está bien dejar al bebé llorando durante algún tiempo (normalmente periodos cortos) antes de ofrecerle algo de consuelo.

Los métodos de llanto asumen que quedarse dormido por sí mismo es una habilidad importante que la mayoría de los bebés son capaces de dominar si simplemente los dejamos. Amamantar o mecer a tu hijo para que se duerma hará que sea muy difícil para él aprender esta habilidad. Si tu bebé aprende a calmarse y a volver a dormirse, podrá usar esa habilidad durante las siestas del día y durante la noche.

El llanto es solo un efecto secundario inevitable del proceso y no el objetivo principal. El dolor a corto plazo que tú y tu bebé tendrán que enfrentar será superado por las ventajas a largo plazo. Los niños que son capaces de volver a dormirse por sí mismos tienden a dormir mejor, ¡y sus padres también!

Antes de probar este método, asegúrate de que tu bebé esté listo para dormir toda la noche. Esto suele ocurrir entre el cuarto y el sexto mes. Si encuentras demasiada resistencia al intentar este método, probablemente sea mejor esperar unas semanas más antes de volver a intentarlo.

Para empezar, coloca a tu bebé en su cuna mientras aún está despierto, pero somnoliento. Luego despídete de él y sal de su habitación. Probablemente empezará a llorar. La primera noche, ofrécele consuelo después de que haya estado llorando durante 3 minutos, y luego aumenta el tiempo en dos minutos por cada noche que pase.

El objetivo es hacer que los intervalos sean cada vez más largos. Sin embargo, no hay nada definitivo: puede que descubras que los niveles de tolerancia de tu bebé son más altos que el promedio y puedes dejarlo durante 7 minutos la primera noche. Elige cualquier duración que resulte adecuada para ti y tu bebé.

Cuando vuelvas a consolar a tu bebé, asegúrate de no permanecer en su habitación más de un par de minutos. Procura dejar las luces apagadas y de usar un tono de voz relajante. Evita levantarlo. Está bien salir de la habitación si todavía está despierto o llorando.

Permanece fuera de la habitación por un tiempo más largo que la primera vez y repite el mismo proceso. Solo ofrécele consuelo durante uno o dos minutos. Sigue repitiendo los pasos hasta que tu hijo se duerma mientras no lo estás consolando.

Si tu hijo se despierta durante la noche, sigue el mismo proceso, comenzando con la hora inicial de esa noche y luego aumenta gradualmente el tiempo. La mayoría de los bebés son capaces de quedarse dormidos por sí mismos después de cuatro o cinco días. A veces puede tardar una semana. Si tarda más tiempo que esto, es buena idea que esperes unas semanas antes de intentarlo de nuevo.

Consejos adicionales:

-Procura estar en sintonía con tu pareja y que ambos estén emocionalmente preparados antes de comenzar. La consistencia es clave con cualquier método de entrenamiento del sueño.

-Asegúrate de complementar el entrenamiento del sueño con una buena rutina de sueño, ya que puede hacer la transición mucho más fácil tanto para ti como para el bebé.

-Estarás tentado a sostener o mecer a tu bebé cuando se despierte, pero recuerda que desperdiciarás tu arduo trabajo y volverás al punto de partida si lo haces. Escuchar a tu bebé llorar y no hacer nada puede ser una experiencia difícil para los padres, pero trata de mantener tu mente enfocada en otras cosas para que no te sientas tentado a volver.

-Prepárate para perder un poco de sueño. Si tienes un horario de trabajo muy ocupado, probablemente sea una buena idea empezar el viernes o el sábado.

-Si el llanto de tu bebé suena diferente de lo habitual, en definitiva acude a comprobar qué es lo que podría estar pasando.

Desvanecerte

Si sabes que te será difícil oír a tu hijo llorar, puedes probar una versión más suave del método del llanto: el desvanecimiento.

En este enfoque, los padres deben disminuir gradualmente la ayuda que prestan a su bebé para que se duerma, de modo que le ayuden a encontrar formas de calmarse. Algunos métodos de entrenamiento del sueño tienden a no funcionar con bebés pequeños, pero el desvanecimiento puede funcionar con bebés de hasta 5 meses de edad. Este método ayuda a los padres a descansar más y el llanto se reduce al mínimo.

Hay dos opciones: puedes acampar o hacer visitas cronometradas. En ambos casos, dormirás a tu bebé mientras esté despierto pero con sueño, y lo tranquilizarás con tu presencia.

Si quieres "acampar", simplemente siéntate al lado de la cuna de tu bebé hasta que se duerma. Si notas algún llanto, puedes ofrecerle un breve consuelo dándole unas palmaditas o diciéndole algunas palabras tranquilizadoras. Cada noche que pase, siéntate más lejos de la cuna de tu bebé, pero asegúrate de que sigues estando a su vista. Después de unos días, no deberías tener problemas para salir de la habitación después de darle un beso de buenas noches a tu bebé.

Si prefieres cronometrar tus visitas, acomoda a tu bebé en su cuna y luego sal de su habitación. Deja a tu bebé por períodos cortos de tiempo (5 minutos es un buen punto de partida) y luego tranquilízalo si llora. Intenta mantener la confianza verbal si es posible. Si tu bebé es demasiado quisquilloso, puedes intentar darle palmaditas. Repite el proceso hasta que tu bebé se duerma. Si tu bebé responde bien a este método, notarás que habrá menos llanto después de algunos días. Normalmente, deberías empezar a ver resultados en una o dos semanas (este método a veces lleva más tiempo que los métodos de llanto).

Los expertos que promueven el método de entrenamiento del sueño de desvanecimiento señalan que este ayuda a los padres a encontrar el equilibrio entre ayudar a su bebé demasiado poco y darle demasiada ayuda. No se han encontrado efectos negativos a largo plazo por el uso del desvanecimiento.

Consejos adicionales:

-Espera que haya algo de llanto. La mayoría de los bebés son sensibles a los cambios y el llanto es la forma en que dejan saber a los demás que están molestos. Probablemente habrá menos llanto que con otros enfoques, pero no esperes que este enfoque esté libre de lágrimas.

-Evita consolar demasiado a tu bebé. Es importante darle a tu bebé la oportunidad de tener más confianza en sí mismo para que desarrolle buenas habilidades para calmarse. Resiste el impulso de levantar a tu bebé si está llorando levemente.

-Asegúrate de estar en sintonía con todos. Si los otros cuidadores de tu bebé no están al tanto de tus esfuerzos, todo tu arduo trabajo podría deshacerse rápidamente. Como con todos los demás métodos de entrenamiento del sueño, la consistencia es clave.

Método de cero lágrimas

Algunos padres se sienten muy angustiados cuando escuchan a su bebé llorar. Puede ser una experiencia traumática para ellos. Si prefieres intentar un enfoque más suave y minimizar aún más el llanto, este método podría ser el indicado para ti.

Aquellos que promueven un enfoque sin llanto mencionan que la hora de acostarse es un gran momento para establecer un vínculo con tu bebé al desarrollar rituales nocturnos relajantes y acogedores, y respondiendo a las necesidades de comodidad de tu bebé.

Este método también es controversial porque algunos expertos creen que puede dar a tu bebé asociaciones negativas con la hora de dormir que podrían tener efectos a largo plazo.

Como siempre, recuerda que ningún método de entrenamiento del sueño funcionará para todos los bebés. Incluso una sola estrategia de entrenamiento del sueño podría dejar de ser efectiva para un bebé después de un tiempo. Es importante comprender la personalidad de tu hijo y cómo afecta a su comportamiento. El enfoque sin lágrimas puede ser muy efectivo, aunque toma un poco más de tiempo que los otros dos enfoques populares.

Cómo implementar el enfoque sin lágrimas

-Asegúrate de que tu bebé ya tenga una hora consistente para acostarse y para levantarse antes de comenzar.

-Desarrolla una rutina para la hora de dormir que puedas mantener a largo plazo y que ayude a tu bebé a relajarse por la noche.

-Después de colocar a tu bebé en su cuna, es hora de enseñarle a dormirse por sí mismo sin necesidad de ayuda externa. Si tu bebé está tomando leche de un biberón y comienza a cerrar los ojos, quítale el biberón de la boca. Lo mismo si tu bebé está somnoliento y está chupando un chupón. Quítale el chupón antes de que se duerma. Si el bebé comienza a llorar, devuélvele el biberón o el chupón y repite el mismo proceso hasta que se duerma.

-Si el bebé se despierta y comienza a llorar, levántalo y consuélalo hasta que deje de llorar y luego ponlo de nuevo en su cuna. Repite esto cada vez que el bebé vuelva a llorar.

Consejos adicionales:

-Mantener un registro de los patrones de sueño de tu bebé podría ser útil para identificar fácilmente cualquier cosa que le esté causando problemas de sueño.

-Este método requiere más paciencia. Puede tomar algunas semanas antes de que veas algún resultado, e incluso podría tomar hasta sesenta días. No es para padres que buscan resultados rápidos.

CAPÍTULO 6: CÓMO SOBREVIVIR A LA PRIVACIÓN DE SUEÑO

¿Recuerdas esa época tan maravillosa en la que simplemente cerrabas los ojos durante la noche, y permanecías dormido 7 u 8 horas hasta el amanecer? Si tienes un bebé recién nacido, la respuesta probablemente sea un cansado "no". Una encuesta reciente ha revelado que más del setenta por ciento de los padres con bebés tienen problemas de sueño.

Por supuesto, los trastornos y la privación de sueño, ya sean causados o no por la llegada de un nuevo bebé, no son asuntos sencillos de tratar. La buena noticia es que hay varias estrategias que los padres pueden utilizar para descansar más.

Cuando pensamos en el sueño, normalmente lo vemos como un único estado inalterado de inconsciencia. Pero en realidad, existen dos tipos diferentes de sueño: El sueño REM (o movimiento ocular rápido) y el sueño no REM. Hay cuatro etapas en el sueño no REM. La primera etapa es cuando el cuerpo y la mente comienzan a relajarse y estás medio consciente de lo que sucede a tu alrededor. En la segunda etapa, los movimientos del cuerpo y de los ojos se detienen y la actividad cerebral disminuye. Esta etapa se conoce popularmente como "quedarse dormido". La tercera y cuarta etapa son el sueño profundo, donde la respiración es regular y no eres consciente de lo que sucede a tu alrededor. Estas dos etapas son las más refrescantes del sueño. El tiempo total que se tarda en pasar por estas cuatro etapas es de unos noventa minutos. Después, el cuerpo entra en el sueño REM, donde los sueños tienden a suceder. En esta etapa, tus ojos se mueven hacia adelante y hacia atrás como si estuvieras viendo un objeto en movimiento, y tus ondas cerebrales se aceleran. Si una persona duerme lo suficiente, este ciclo completo de cuatro etapas más el sueño REM se completa entre cuatro y seis veces cada noche.

Al principio, los segmentos REM duran alrededor de diez minutos y después aumentan su duración.

Por qué los padres deben preocuparse por el sueño

Los efectos de un mal sueño van más allá de una mente y un cuerpo cansados: también afectan la forma en que somos capaces de pensar, reaccionar y enfrentarnos a distintas situaciones. Al estar privados de sueño durante mucho tiempo, estamos teniendo menos sueño profundo. Tanto el sueño REM como el que no lo es son importantes para el buen funcionamiento de nuestro cuerpo y nuestra mente. Mientras estamos en el sueño REM, nuestro cerebro ordena nuestros recuerdos y procesa lo que sucedió a lo largo del día. Cuando no tenemos suficiente sueño REM, podemos sufrir lapsos de memoria y nos será difícil realizar tareas que requieran niveles más altos de función cognitiva. En otras palabras, tu mente se sentirá "nublada" y te será difícil recordar cosas importantes y resolver problemas.

Para los padres, esto hará que sus actividades diarias sean más desafiantes, y su paciencia para tratar con un bebé será limitada.

Los patrones de sueño de un bebé, especialmente durante las primeras etapas de su vida, no se parecen en nada a los de un adulto. Al principio, su sueño incluye más sueño REM. A los tres meses, los bebés recién nacidos pasarán hasta el ochenta por ciento de su tiempo de sueño en REM. Compara esto con el veinte por ciento que experimenta un adulto. Además, los ciclos de sueño de un bebé duran 50 minutos en comparación con los 90 de un adulto. Esto significa básicamente que tu hijo recién nacido se despertará fácilmente y dormirá durante períodos de tiempo más cortos, por lo general no más de tres horas.

Como estarás despierto cuando tu bebé esté despierto, no podrás darte el lujo de dormir durante varias horas ininterrumpidas, ya que es importante alimentarlo y confortarlo.

En promedio, los padres se levantarán dos o tres veces durante 30 minutos en el transcurso de siete a nueve horas. Esto puede ser muy exigente para el cuerpo.

Despertar frecuentemente durante la noche puede causar rápidamente estragos en tu estado de ánimo y en tus niveles de energía. Se cree que esto es aún peor que dormir solo 5 horas seguidas durante la noche.

¿Por qué el sueño fragmentado es tan malo para nosotros? Principalmente porque causa una disminución significativa de nuestro sueño profundo. Cada vez que nos despertamos y volvemos a dormir, el ciclo de sueño se reinicia y tenemos que empezar de nuevo. Esto tiene un gran impacto en nuestro estado de ánimo y en nuestros niveles de energía al día siguiente.

Otras causas de los trastornos del sueño

La alimentación frecuente durante la noche no es la única causa de los trastornos del sueño. Las hormonas también pueden tener un gran impacto en la calidad de nuestro sueño. Las madres son especialmente vulnerables a los problemas de sueño relacionados con las hormonas, porque después de la ovulación, los niveles de progesterona tienden a empezar altos y luego a bajar. Las caídas rápidas de progesterona suelen equivaler a problemas de sueño. Esto da como resultado un tiempo más largo para dormir, una mala calidad de sueño y una sensación de menor energía en la fase posterior a la ovulación. Otros problemas relacionados con esto, como calambres o sensibilidad en las mamas, también pueden dificultar la calidad del sueño.

Podría decirse que la parte más frustrante de todo esto es que no podemos simplemente quedarnos dormidos, a pesar de que nos sentimos extremadamente cansados y desesperados por dormir.

Echemos un vistazo a algunas estrategias que han funcionado para padres que se están viendo afectados por la privación de sueño:

-**Duerme cuando tu bebé duerma.** Esto suena como un consejo obvio, pero no muchos padres lo siguen. A menudo, intentarán hacer todas las tareas que puedan en las cortas siestas de su hijo: lavar la ropa, limpiar la casa, leer, ver su programa de televisión favorito. Pero lo que suele suceder es que rara vez tienen tiempo suficiente para completar las tareas porque su hijo se despertará antes de lo esperado. Si puedes dormir la siesta durante el día, trata de conectar tus siestas con las del bebé.

-**No tengas miedo de pedir ayuda**. Muchos padres sienten que no quieren ser una molestia, pero en realidad, muchos familiares y amigos preocupados estarán más que contentos de ayudarte con las tareas para que tengas más tiempo para dormir. Si confías en ellos, no tengas miedo de pedir ayuda. Estas tareas pueden estar relacionadas o no con el cuidado del bebé.

No solo podrás dormir más siestas, sino que tus seres queridos tendrán la oportunidad de establecer un vínculo con tu bebé.

-**Considera la posibilidad de usar un sacaleches**. Las madres tienden a estar más privadas de sueño que los padres, porque si están amamantando, son ellas quienes tienen que despertar más frecuentemente durante la noche. Si es así, y si tienes una pareja o alguien que pueda ayudar, considera usar un sacaleches para que puedas tener un tiempo de descanso extra. Incluso puedes rotar las noches, de modo que solo uno de los padres tenga un sueño fragmentado. Esta es también una excelente manera para que los padres formen un vínculo con su nuevo bebé.

-**Compensa la pérdida de sueño**. En casos leves de falta de sueño, es posible recuperar parte de lo que se perdió durante la noche tomando algunas siestas.

Si una persona ha sido privada de sueño y finalmente consigue cerrar los ojos, el cerebro le ayudará a conseguir tanto un sueño profundo como un sueño REM. Al tomar siestas cortas, pasarás más tiempo de lo normal en las etapas de sueño REM y profundo, aunque a expensas de las primeras etapas. Solo asegúrate de no exagerar. Tomar siestas largas puede causar otros problemas de sueño y probablemente no te sentirás cansado a la hora de dormir.

-Utiliza un ritual de sueño. Las rutinas de sueño no solo son útiles para los bebés. Si haces lo mismo cada noche antes de irte a dormir, tu cuerpo sabrá cuando sea hora de dormir. Trata de mantener una hora de dormir y una hora de despertar constantes. Asegúrate de que tu habitación sea tranquila y oscura con la temperatura adecuada. Si vives en un vecindario ruidoso, considera el uso de una máquina de ruido blanco o de sonidos atmosféricos para inducir el sueño. Recuerda que realizar actividades estresantes o comer mucho antes de acostarte puede tener un impacto negativo en el sueño.

-Busca ayuda profesional. En algunos casos, los trastornos del sueño pueden ser difíciles de tratar sin ayuda externa. Algunos problemas de sueño como el insomnio pueden ser desencadenados por factores físicos o emocionales. Si no puedes recordar la última vez que tuviste un sueño decente e ininterrumpido, puede ser el momento de buscar ayuda profesional.

CAPÍTULO 7: EL CHUPÓN Y SU RELACIÓN CON EL SUEÑO DE TU BEBÉ

Todos sabemos que la mayoría de los bebés tienen un reflejo de succión muy fuerte. En el útero, algunos bebés incluso succionan los pulgares para tranquilizarse. Para los bebés, la succión de objetos tiene un efecto relajante. Un chupón no es un sustituto de la alimentación adecuada, pero si notas que tu bebé sigue estando gruñón después de que lo hayas alimentado, y después de que haya eructado, entonces un chupón puede ser buena idea. También es un hábito más fácil de romper que el hábito más difícil de chuparse el dedo. Después de todo, de un chupón sí te puedes deshacer.

Muchos padres tienen miedo de introducir el chupón porque temen que su hijo se vuelva dependiente de él.

Sin embargo, puede ser una herramienta muy útil para ayudar a los bebés a dormirse cuando se usa correctamente. El uso del chupón también tiene varios beneficios, como la reducción del riesgo general del síndrome de muerte súbita del lactante, la disminución del llanto y la promoción de la producción de saliva, lo que puede ayudar a los bebés que están lidiando con problemas de reflujo. Por supuesto, los chupones también tienen algunos inconvenientes: su uso temprano podría interferir con la lactancia materna, podrían crear dependencia para dormir durante la noche, aumentar el riesgo de ciertas infecciones, y su uso prolongado podría llevar a ciertos problemas dentales.

Algunos médicos recomiendan que el chupón se haya dejado de usar para cuando el bebé cumpla dos años. Tu bebé puede seguir usándolo después, pero es mejor dejarlo antes de que cumpla los cuatro años para evitar cualquier problema dental.

Es hora de dejar de usar el chupete si: tu bebé desarrolla infecciones crónicas de oído o si te das cuenta de que tienes que volver a la cuna de tu bebé cada 30 minutos solo para reinsertar el chupón y calmarlo.

En general, la mayoría de los bebés no tendrán problemas para dejar de usar el chupón, pero algunos tenderán a despertarse varias veces por noche gritando para pedirlo hasta que se acostumbren a la transición. Te resultará fácil destetar a tu hijo del chupón si actúas antes de que el niño cumpla los 5 meses de edad. Esto se debe a que, en ese momento, lo que tu bebé no ve, no existe para él. Tampoco tendrá buena memoria, así que si le has estado dando otras señales para dormir como envolverlo o usar música suave o ruido blanco, hacer que deje el chupón debería ser pan comido.

Sin embargo, dejar el chupón antes de los 5 meses de edad también tiene inconvenientes: perderás parte de la protección que ofrece el chupón contra el síndrome de muerte súbita del lactante, ya que el riesgo de SMSL disminuye enormemente entre el sexto y el séptimo mes. También verás más noches de vigilia y siestas más cortas. Los chupones también pueden ser herramientas útiles para ayudar a los padres siempre que su bebé esté pasando por una regresión del sueño.

Si eres consciente de los inconvenientes, entonces destetar gradualmente a tu bebé del chupón antes del quinto mes será el camino más fácil de tomar. Dado que las necesidades de cada bebé son diferentes, lo mejor sería que hablaras con tu pareja o con el pediatra para tomar la mejor decisión. Por ejemplo, los bebés prematuros tienden a tener un mayor riesgo de padecer el síndrome de muerte súbita del lactante, por lo que en ese caso, probablemente sea una buena idea seguir usando el chupón durante un tiempo más.

Hay algunos casos en los que es mejor no darle el chupón a un bebé. Por ejemplo, si tu bebé tiene problemas para aumentar de peso o para amamantar, sería mejor evitar el uso de uno, al menos una vez que tu bebé alcance un peso más saludable. Si tu hijo no tiene ningún problema para subir de peso, úsalo si se ajusta a tu estilo de crianza.

Aquí hay algunos consejos útiles si decides introducir el chupón:

-**Deja que tu bebé te guíe.** Si a tu bebé le encanta el chupón desde el primer momento en que lo introduces, ¡genial! Pero si se resiste, evita forzarlo. Siempre puedes intentarlo unas cuantas veces más después, pero si tu bebé sigue resistiéndose, lo mejor es respetar sus preferencias y deshacerse de él.

-**Utilízalo entre comidas.** Un buen momento para usar el chupón es cuando quieras calmarlo entre comidas, cuando no tenga hambre.

-**No lo uses como sustituto de la comida.** Muchos padres creen que pueden usar el chupón para retrasar la alimentación de su bebé, o como sustituto de su atención, pero esto no es una buena idea, a menos que, por ejemplo, estés en un lugar donde sea prácticamente imposible alimentarlo (como en el asiento del coche cuando estás conduciendo a casa).

-**Darle el chupón a tu bebé a la hora de la siesta.** Es un buen momento para darle el chupón a tu hijo, pero si notas que se le cae de la boca mientras duerme, no te apresures a ponérselo de nuevo, ya que puedes crear dependencia si el bebé tiene más de 4 meses de edad.

-No ates el chupón al cuello de tu bebé. Esto podría causar estrangulamiento, así que lo mejor es usar ropa donde el chupón pueda ser atado con seguridad.

-Mantenlo limpio. Los chupones son imanes de gérmenes, y pueden dañar fácilmente a tu bebé si no usas la higiene adecuada al manipularlos. Siempre opta por un chupón que sea seguro para tu bebé y apropiado para su edad.

Después de que tu bebé lo haya usado, mantenlo limpio usando agua caliente. A las primeras señales de rotura o desgaste, reemplázalo inmediatamente.

Digamos que tu bebé continuó usando el chupón por más de 4 meses. Una vez que pase el quinto o sexto mes, es probable que tu niño haya desarrollado el hábito del chupón. En algunos casos, el bebé llorará cada vez que el chupón se le caiga de la boca.

Esto puede ser especialmente problemático a la hora de acostarse, ya que te despertarás constantemente con gritos de bebé solo para reinsertar el chupete.

Hay algunas cosas que puedes hacer para ayudar a tu bebé a dejar el chupón gradualmente, sin mucha molestia.

-Si encuentras que tu bebé se ha vuelto muy dependiente del chupón para dormir, entonces tienes que empezar a usar más señales de sueño para balancear las cosas. Si actualmente no estás usando señales de sueño, entonces tu bebé corre el riesgo de depender casi por completo del chupón como una herramienta para dormir. Intenta usar una rutina muy consistente a la hora de dormir, como ruido blanco o envolverlo.

-Si todavía estás teniendo dificultades, reducir el tiempo de uso del chupón durante el día podría ser mucho más fácil.

Empieza por distraer a tu hijo con otras actividades, como jugar o usar música para hacer que se olvide del chupón, y poco a poco ve aumentando el tiempo hasta que ya no use el chupón durante el día.

-A veces, ayudar a tu bebé a dormirse dos o tres veces sin el chupón será suficiente para ayudar al niño a hacer la transición. Si tu bebé suele tener mucho sueño por la noche, entonces el destete será aún más fácil.

-Otro método es usar una rutina relajante a la hora de dormir y poner a tu bebé en la cuna o en la cama con el chupón. Cuando notes que su succión comienza a disminuir, retira suavemente el chupón justo antes de que el bebé se duerma por completo. Este simple acto puede ser muy poderoso y, en la mayoría de los casos, acelerará mucho el proceso. Al hacer esto, algunos padres pueden deshacerse del chupón después de 3 o 4 días, aunque no te sorprendas si tardas hasta dos semanas.

-Asegúrate de que los cuidadores de tu bebé estén de acuerdo con tus planes para el chupón. Puede que estés haciendo las cosas bien en casa, pero si tu bebé todavía está usando su chupón mientras está en la guardería o con sus abuelos, estará muy confundido.

CAPÍTULO 8: PROBLEMAS COMUNES RELACIONADOS CON EL SUEÑO

¿Tu bebé se niega a dormir incluso después de todo el esfuerzo que has hecho? Puede que en ocasiones sientas que tu pequeño tiene la misión de quitarte tanto sueño como sea posible, pero recuerda que eso que tiende a enloquecernos es a menudo un comportamiento normal relacionado con el desarrollo del bebé.

Comencemos por echar un vistazo a algunos de los problemas de sueño más típicos de los bebés que no están relacionados con problemas médicos, y cómo solucionarlos:

Tu bebé se asusta fácilmente.

Aunque rara vez es necesario asegurarte de que la habitación del bebé esté completamente tranquila (y a menudo, esto hará las cosas más difíciles para ti y tu hijo a largo plazo), los ruidos fuertes repentinos pueden ser suficientes para asustar y despertar a la mayoría de los bebés. Esto puede ser un problema común, especialmente cuando hay otros niños en la casa. Si no hay forma de evitar los ruidos repentinos, siempre puedes utilizar algún ruido blanco o música de fondo en la habitación de tu bebé para confortarlo y amortiguar algunos de los ruidos imprevistos.

Bebé sobreestimulado

Así como los adultos necesitan un tiempo para relajarse antes de dormirse, los bebés también necesitan relajarse antes de poder irse a la cama.

Algunos bebés se excitan más fácilmente que otros, y lo mejor es mantener las actividades estimulantes lejos de la hora de dormir, ya que puede dejarlos acelerados y hacerte la vida más difícil.

Algunos padres no se cansan de reírse con su bebé, pero es importante mantener la rutina de la hora de acostarse como algo relajante y de bajo perfil para evitar la sobreestimulación. Pero esto no significa que tenga que ser aburrido. Puedes mantenerla agradable para ti y tu bebé incorporando actividades divertidas pero relajantes como cantos, masajes y cuentos.

A veces, los padres pueden causarle problemas de sueño a los bebés al crear demasiada excitación cuando intentan arrullar nuevamente a su bebé después de despertarse durante la noche. Recuerda que los bebés son criaturas sociales y no se necesita mucho para estimularlos a través del habla u otras formas de comunicación.

Si quieres que tu hijo se vuelva a dormir rápidamente, es mejor mantener las cosas tranquilas y reconfortantes.

El bebé está demasiado apegado a un solo padre o madre

Si bien no es verdad que cargar y arrullar mucho a tu hijo lo va a volver malcriado, a veces eso ayuda a establecer hábitos que pueden ser difíciles de romper más tarde. Imagina este escenario: Podrías sentirte muy enérgico esta semana, pero en la próxima podrías estar agotado debido a la falta de sueño. Debido a eso le has pedido a tu pareja, miembro de la familia o amigo de confianza que te ayude con las tomas nocturnas de tu bebé, pero rápidamente se dan cuenta de que no son capaces de volver a dormirlo. Si este es el caso, puedes empezar por cargarlo menos cada noche para reducir un poco esta dependencia. Pídele a tu pareja (o a los otros cuidadores de tu bebé) que pasen más tiempo sosteniéndolo y meciéndolo.

A veces, introducir otra fuente de confort, como un peluche en la cuna de tu bebé, funcionará o al menos ayudará con la transición.

Intervienes demasiado rápido

Es importante tener en cuenta que los bebés tienden a hacer ruidos, e incluso pueden llorar cuando todavía están dormidos o medio despiertos. Muchos bebés "hablan" mientras duermen. Algunos estudios han demostrado que algunos bebés de tan solo 5 semanas de edad pueden estabilizarse y dormirse por sí mismos después de despertarse durante la noche. Estos bebés a veces se vuelven a dormir tranquilamente o lloran brevemente antes de volver a dormirse sin llamar a sus padres. En estos casos, intervenir demasiado pronto puede causar efectos negativos. Es importante promover la auto-calma para que tu bebé eventualmente aprenda a volver a dormirse de manera consistente con poca o ninguna ayuda. Evita saltar demasiado rápido a la acción cuando veas algún movimiento o escuches algún ruido.

Enfoque inconsistente

No es difícil ser inconsistente cuando estás privado de sueño o frustrado. Otras veces, puedes estar usando técnicas que estimulan demasiado a tu bebé. O cuando nada parece funcionar, puedes empezar a probar varias cosas que terminan confundiendo a tu bebé y empeoran sus problemas de sueño. Para evitar que esto suceda, procura tomar el tiempo suficiente para crear y utilizar un enfoque único y coherente para los problemas de sueño de tu hijo. Decide cuál es el mejor enfoque para ti y tu bebé y pruébalo durante unos días o semanas antes de renunciar a él. Pensar las cosas con anticipación te ayudará a cumplir con un plan y a evitar la frustración y la confusión.

Qué hacer cuando tu bebé depende de ser mecido

Mecer al bebé para dormir es una técnica probada, pero a veces los padres simplemente quieren acostar a su bebé y hacer que se duerma por sí solo.

El problema surge cuando el bebé se acostumbra al hábito de ser mecido y le cuesta mucho dormirse de cualquier otra manera. Para que tu bebé se duerma por sí solo, es importante que domine dos habilidades:

-La capacidad de dormir en otro lugar además de tus brazos.

-Dormirse sin ser mecido.

Cuando un bebé depende de ser mecido para dormirse, sucede que ha creado una asociación de sueño con el movimiento de mecerse. Desde el momento en que están dentro del vientre de sus madres, los bebés se duermen asociando sonidos y movimientos con el tiempo de sueño. Para ir alejando gradualmente a tu bebé de la asociación de sueño con balanceo, sustituye el movimiento por otra cosa, como ruido blanco o música ambiental suave. Puedes incluso poner la música o el ruido blanco mientras lo meces para que se acostumbre a los sonidos. La idea es crear una nueva asociación que no requiera tu presencia.

Prepárate: es probable que tu bebé se resista las primeras veces que intentes dormirlo sin mecerlo.

El bebé se duerme fácilmente en el coche pero no en casa

Una frustración común para los padres es tener un bebé que es capaz de quedarse dormido en su asiento de coche, pero que tiene dificultades para dormir en casa. Esto ocurre típicamente ya sea por una asociación del sueño con el movimiento del coche o por el reflujo ácido (los bebés que tienen que lidiar con el reflujo ácido tienen dificultades para dormirse acostados en superficies planas).

Si has descartado el reflujo, puedes intentar una solución similar a la anterior: sustituir la asociación por una nueva. Ponle a tu bebé música suave mientras conduces para que cree una nueva asociación con los sonidos y no dependa completamente del movimiento para dormirse.

Cómo lidiar con la ansiedad por separación

Durante los primeros meses de vida, los bebés tienen dificultades para distinguir entre los adultos. Para ellos, sus cuidadores son muy parecidos entre sí. Por eso los recién nacidos no se oponen cuando son cargados por varios adultos. Sin embargo, una vez que sean capaces de identificar las caras con mayor precisión (lo cual suele comenzar en el séptimo mes) tu bebé se apegará más a mamá o papá. La ansiedad por separación es en realidad una señal de que el bebé está formando lazos fuertes y saludables con sus padres.

Notarás los primeros signos de ansiedad por separación cuando tu bebé se aferre a ti y llore a la hora de acostarse, o cuando lo dejes con una niñera u otros cuidadores. La ansiedad por separación puede afectar el sueño de tu bebé y hacer algún daño a su horario de siesta. Tu principal objetivo al lidiar con ella es aumentar la confianza de tu bebé para que sepa que regresarás.

Algunas sugerencias:

-Juega a esconderte. Puedes jugar estos juegos con bebés de tan solo dos meses de edad. A tu bebé le encantará que escondas tu cara y luego reaparezcas. Trata de esconder tu cara por períodos de tiempo cada vez más largos. También puedes intentar esconderte debajo de la mesa o de una puerta. Cuando tu bebé sea un poco más grande, puedes intentar jugar a las escondidas en un ambiente seguro.

Estos juegos le permiten a tu bebé saber que eventualmente regresarás, y que no hay nada de qué preocuparse.

-Habla más con tu bebé. Los bebés entienden nuestras palabras mucho antes de lo que imaginamos. Por eso es una buena idea decirle a tu bebé que siempre regresarás cuando te vayas. También puedes mostrarle dónde estarás si estás haciendo tareas en el hogar.

Si tu bebé no está durmiendo en tu habitación, procura que visite tu dormitorio para que sepa dónde estarás durante la noche.

-No rompas tus promesas. Muchos padres cometen el error de decirle a sus bebés y niños pequeños que volverán después de unos minutos, pero no cumplen su promesa. Esto eventualmente hará que tu hijo se sienta incómodo y que le sea difícil confiar en ti más adelante. Si le dices que volverás pronto, asegúrate de cumplir tu promesa.

En algunos casos, los problemas de sueño de tu bebé podrían ser causados por una condición médica como infecciones de oído, infecciones del tracto urinario, fiebre, infecciones respiratorias, reflujo ácido o alergias. Si sospechas que tu bebé tiene problemas de salud, consulta con su médico. La mayoría de las afecciones son perjudiciales si no son tratadas a tiempo.

Conclusión

Espero que esta guía te haya ayudado a comprender mejor los patrones de sueño de tu bebé, y a cómo establecer hábitos saludables y duraderos a la hora de dormir. Después de todo, los bebés no siempre muestran signos de fatiga de la misma manera que los adultos o incluso los niños mayores.

Si actualmente te sientes agotado y sientes que podrías colapsar pronto, recuerda que llegará el día en que te despiertes renovado por la mañana cuando tu bebé haya dormido durante toda la noche. Por ahora, es importante que te resignes al agotamiento, por muy loco que suene, e intentes renunciar al control mientras disfrutas del tiempo que pasas con tu pequeño.

Con tiempo y paciencia, la mayoría de los hábitos de sueño negativos pueden ser revertidos y reemplazados por otros mejores y más saludables.

¡Gracias y buena suerte!

CPSIA information can be obtained
at www.ICGtesting.com
Printed in the USA
LVHW080328180820
663477LV00020B/782